新生儿生理特点与保健

方光光 曾春英 杨 勤/主编

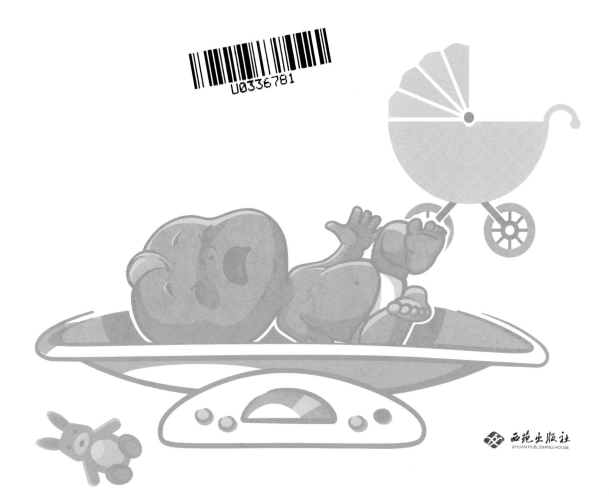

西苑出版社
XIYUAN PUBLISHING HOUSE

图书在版编目（CIP）数据

新生儿生理特点与保健 / 方光光，曾春英，杨勤主编 . — 北京：西苑出版社，2020.9

ISBN 978-7-5151-0743-1

Ⅰ . ①新… Ⅱ . ①方… ②曾… ③杨… Ⅲ . ①新生儿－保健
Ⅳ . ① R174

中国版本图书馆 CIP 数据核字 (2020) 第 129702 号

新生儿生理特点与保健
XINSHENG'ER SHENGLI TEDIAN YU BAOJIAN

出版发行	西苑出版社 XIYUAN PUBLISHING HOUSE
通讯地址	北京市朝阳区和平街 11 区 37 号楼　　邮政编码：100013
电　话	010-88636419　　E-mail：xiyuanpub@163.com
印　刷	三河市嘉科万达彩色印刷有限公司
经　销	全国新华书店
开　本	880 毫米 ×1230 毫米　1/24
字　数	30 千字
印　张	3
版　次	2020 年 9 月第 1 版
印　次	2020 年 9 月第 1 次印刷
书　号	ISBN 978-7-5151-0743-1
定　价	18.00 元

编 委 会

顾　　问：周洪宇　霍力岩

总 主 编：方光光　乔莉莉

副 主 编：曾春英　沈千力

主　　任：周宗清　万　智

副 主 任：陈志超　焦　敏　王　蕾

委　　员：江中三　左　军　吴　伟　胡明亮　杨兴兵　王力军　陈冬新

　　　　　杨　燕　刘　华　李瑞珍　李　丹　王雪琴　崔小琴　沈千力

　　　　　肖　志　蒋邓鋆　邓文静

专家团队：湖北省学前教育研究会·科学育儿指导中心

　　　　　湖北省融合出版工程技术研究中心

　　　　　武汉大学

　　　　　湖北幼儿师范高等专科学校

　　　　　武汉市妇幼保健院

　　　　　武昌区妇幼保健院

目 录
CONTENTS

I

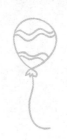

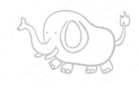

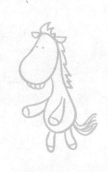

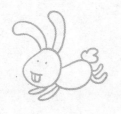

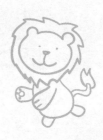

新生儿生理特点与保健

早产儿、足月儿、过期产儿有什么不同?

　　出生时母亲孕周达到37~42周，体重2.5千克以上，身长47厘米以上，称为足月儿。小于37周的称为早产儿，大于42周的称为过期产儿。其中，34~36周的称为晚期早产儿，32~34周的称为中期早产儿，28~32周的称为早期早产儿。足月儿出生发育较好，胎毛少，哭声响亮，皮肤红润，头发分条清楚，耳壳软骨发育好，耳舟清楚；乳晕清晰，乳房可触及结节，大约3厘米；指（趾）甲超过指（趾）尖；男婴睾丸降入阴囊，女婴大阴唇完全遮盖小阴唇，足底纹多而交错。四肢肌张力好。早产儿由于提早出生，中断了宫内生长模式，各器官未发育成熟，容易发生病理状况。所以如果条件允许，应尽量避免早产情况发生。

新生儿的生长规律及特征是什么？

新生儿期是生长过程中一个比较特殊的时期，是宫内生长的延续。新生儿体重、身高增长较快：体重每月增长750~1500克，平均1000克；身长增长3~5厘米。

出生后有一些特殊的生理现象。

① 生理性体重下降

新生儿出生后体重会下降，第3~4天为最低，以后会逐渐恢复，7天后会恢复到出生体重。新生儿的体重一般会下降体重的3%~9%，超过10%则可能是病理性体重下降。

② 生理性黄疸

一般新生儿一周内会出现不同程度的黄疸，通常情况下10天左右可以褪尽。如果黄疸出现早、进展快、持续不退，应警惕病理性黄疸，需要及时就医。

❸ 乳房肿大和假月经

新生儿出生一周左右会出现乳房肿大，男婴、女婴都会出现，2~3周会消退，不要挤压挑破，避免感染。部分女婴出生后5~7天阴道有少许血性分泌物，或者白色非脓性分泌物，这是出生前受母体激素影响的结果。

❹ 马牙

长在牙龈上或口腔上颚中线的白色小圆点，米粒大小，是上皮细胞堆积或者黏液腺分泌物积留形成，数周后可自然消退。

新生儿的神经运动发育规律是什么？

新生儿在出生后即具有先天反射，其中包括：觅食反射、吸吮反射、拥抱反射、握持反射、颈肢反射、踏步反射、巴宾斯基反射等。这些先天反射大多在2~6个月期间消失。其中觅食反射、吸吮反射为生存反射，其他反射为原始反射。先天反射如果到一定年龄不消失，则提示脑发育异常。

① 新生儿动作发展

俯卧抬头可以持续1~2秒，仰卧位头转向一侧。手大多捏拳状，大拇指在拳内（少部分时间在拳外）。经常挥舞双手，不能精确控制。

6

❷ 新生儿感知觉发育

（1）视觉：可以看到20~30厘米距离的物品，喜欢追着人脸看，喜欢看母亲笑脸以及颜色对比鲜明的图案。

（2）听觉：有一定的听觉定向力。喜欢听妈妈的心跳声，听到喜欢的、悦耳的声音会停止哭闹，强烈的噪声会导致哭闹加重。

（3）味觉：可以尝出酸、甜、苦、咸的味道，尝到酸苦味儿会皱眉表示不快。

（4）嗅觉：可以辨认母乳气味，对刺激气味感到不快。

（5）触觉：口周触觉最为敏感，喜欢柔软、舒适、温暖的衣物和包被，喜欢被人轻柔地爱抚。

新生儿发育异常的表现有哪些？

　　新生儿全身松软或过度僵硬，手臂及腿活动少；不会吸吮或喂养困难，下颌频繁抖动，不会哭闹。遇到以上情况请尽快去医院就诊。

抚触对新生儿有什么好处？

　　触觉是新生儿与生俱来的一种感知觉，是新生儿感知外部世界、探索世界的重要途径。新生儿全身皮肤触觉灵敏。按摩皮肤，也叫抚触，对新生儿体格发育和心理健康有明显的促进作用。接受抚触的新生儿的体格增长良好，睡眠觉醒有规律，反应更灵敏。抚触还可以增加消化和吸收，减少哭闹，促进新生儿社会交往与情感发展。

哪些因素会影响新生儿发育？

常见于以下情况：

（1）母亲有糖尿病、慢性心肺疾病，有吸烟、吸毒、酗酒史，过去有死胎、死产史等。

（2）母亲年龄大于40岁或小于16岁，孕期有阴道出血、妊娠期高血压疾病、先兆子痫、子痫、胎膜早破、胎盘早剥、前置胎盘等。

（3）母亲分娩时有难产、手术产、急产、产程延长，分娩中使用镇静剂和镇痛药等。

（4）新生儿出生后窒息，有颅内出血、外伤、惊厥、病理性黄疸等。

（5）多胎儿、早产儿、小于胎龄儿、巨大儿、宫内感染和先天畸形等。

什么是高危儿？

　　高危儿是指一部分已经发生或者可能发生危重疾病需要监护以及长期监测随访其生长发育的新生儿。随着医学的进步、NICU的建立，高危儿的存活率有了明显的提高，随之而来，神经系统后遗症的发生率也明显增加。0~3岁是儿童一生中体格智能发育的关键时期，也是早期干预的最佳时期。

高危儿有哪些危害？可能有哪些发育异常？

　　高危儿最大的危险是脑损伤，因为胎儿和新生儿脑细胞对缺血、缺氧等有害刺激异常敏感。脑细胞数量的增长在出生时大部分已经完成，脑细胞损伤坏死后就难以再生，对脑功能会造成不同程度的影响。高危儿可能发生以下发育异常：

　　（1）运动发育障碍或迟缓，甚至脑性瘫痪。

　　（2）精神发育迟滞，智力低下。

　　（3）听觉、视觉损伤或丧失。

　　（4）语言发育迟缓。

　　（5）注意力缺陷和多动障碍。

　　（6）社会适应能力和交往障碍。

高危儿如何早期识别？

高危儿异常的主要表现是体现在精神发育迟滞和运动发育障碍两方面。家长应关注以下方面：

❶ 精神发育迟滞的早期表现

微笑出现晚（出生4个月未出现微笑），对声音缺乏反应，不能追视人或者物，难以建立起生活规律，喂养困难，睡眠过度或者难以入睡且易醒，体重增长缓慢。

❷ 运动发育障碍的早期表现

满3个月不能抬头，4个月不能翻身，6个月不能独坐，肢体自主活动少，四肢特别"有力"或者全身软瘫。出现以上情况，请尽早就诊儿童保健科，及时给予评估及干预治疗。

高危儿如何早期干预？

　　婴儿的年龄越小，对脑损伤的代偿能力越好，未成熟的脑可塑能力最强。早期有计划、有目的地进行感官刺激以及丰富的教育训练活动能有效地防止高危儿发生伤残。特别是在出生后的头一年尤其是前几个月定期接受专业医生系统的监测指导，对高危儿的智能和运动发展至关重要。因此，高危儿保健应早期、定期做听力和视力筛查、智能运动发育及神经系统检查：6个月内每月一次，6个月~1岁每2个月一次。发现问题及时转专科医生或神经康复科治疗。高危儿的家长应与指导医生密切配合，全力以赴地按照计划去做，一定会获得事半功倍的良好效果。

高危儿的体检频次要求是什么？

　　根据《0～6岁儿童健康管理服务规范》的规定，满月后的随访服务均应在乡镇卫生院、社区卫生服务中心进行，偏远地区可在村卫生室、社区卫生服务站进行，时间分别在3、6、8、12、18、24、30、36月龄时，随访服务共8次。有条件的地区，建议结合儿童预防接种时间增加随访次数。高危儿因为存在脑损伤的潜在危害，干预要尽早进行，要做到早发现、早诊断。所以，在早期就应增加体检次数，防止漏诊。高危儿应在1、2、3、4、5、6、8、10、12、15、18、21、24、30、36月龄时进行体检。

高危儿不接受早期干预会如何发育？

　　高危儿是存在生长发育高危因素的婴幼儿群体，其中大部分没有异常表现，属于健康高危儿，小部分已经存在发育障碍以及脑损伤的特征表现，有的介于二者之间，但是在发育过程中会逐步出现发育迟缓的现象。这些高危儿在疾病早期，如果不接受早期干预，不能得到适当的处理，会加重病症或者形成残疾。因此，对于这些高危儿，尽早识别、尽早干预是非常重要的。

如何评价高危儿已经恢复正常？

　　高危儿需要保健门诊定期检测其发育水平，包括常规健康检查以及高危儿脑损伤筛查，包括视听感知觉、神经运动发育、肌张力和姿势的检查。目前全国标准化的儿童发育量表包括：新生儿20项神经行为测定、丹佛发育筛查测验（DDST）、儿心量表。两次以上检测发育水平均达到正常标准，即可判断恢复正常。

何谓新生儿疾病筛查？

　　新生儿疾病筛查是指在新生儿群体中，用快速、简便、敏感的检测方法，对一些危害新生儿生命、导致新生儿体格及智能发育障碍的先天性、遗传性疾病进行筛查，做出早期诊断，在患儿临床症状出现之前，给予及时治疗，避免患儿机体器官遭受不可逆损伤的一项保健措施。

为什么要对新生儿进行疾病筛查？

　　新生儿疾病筛查是一项投入少、效果好的措施，可以防止儿童严重智力及体格发育障碍，有利于提高人口质量。目前新生儿疾病筛查内容包括甲状腺功能减退症（损伤智力及体格发育）、苯丙酮尿症（损伤智力）、先天性肾上腺皮质增生症（代谢紊乱及性早熟）、葡萄糖-6-磷酸脱氢酶缺乏症（遗传溶血性疾病）等。

何谓遗传性代谢病?

　　遗传性代谢病是指人体内某些酶（蛋白质）、细胞膜以及受体等生物合成遗传缺陷所导致的一系列临床表现的疾病，大多在婴儿期起病，涉及机体多个组织器官。目前已经发现遗传性代谢病400余种，常见的有30余种，总发病率占人口的1%。根据地域经济特点，一些地区开展了新生儿遗传性代谢病的串联质谱筛查，可以早筛查氨基酸代谢、有机酸代谢、脂肪酸氧化代谢等多种代谢异常情况。

常见的遗传性代谢病有哪些？

　　由于遗传性酶缺陷所引起的代谢异常被称为遗传性代谢病。它是由亲代遗传下来的某个突变基因，引起酶分子结构异常或者酶合成缺乏所致，属于单基因遗传病。

　　遗传性代谢病已发现1000多种，可归纳为下列三种情况：

❶ 酶缺陷导致代谢物生成不足

　　例如：白化病人是由于体内缺乏酪氨酸酶，不能生成黑色素而出现白化症状。病人皮肤呈乳白色，毛发呈浅黄色，虹膜和视网膜色素少以致怕光，眼睛睁不开。

❷ 酶缺陷导致代谢产物积聚

　　例如：半乳糖血症病人因体内缺乏半乳糖激酶或者

21

半乳糖–1–磷酸尿苷转移酶，致使半乳糖不能被利用，积聚在体内而引起半乳糖血症。体内积聚的半乳糖转变为有害的代谢产物，引起患儿白内障和智力障碍等症状。

❸ 酶缺陷导致细胞膜转运功能降低

例如：Ib型糖原贮积症是由于肝细胞微粒体膜内缺乏磷酸葡萄糖转运酶，细胞胞浆内的葡萄糖–6–磷酸不能转运入微粒体水解生成葡萄糖，从而引起低血糖和肝糖原贮积症状。

在遗传性代谢病中，除了少数病种如苯丙酮尿症、半乳糖血症以及某些糖原贮积症经及早确诊采取饮食调配治疗可缓解症状，余均无治疗办法。如果没有早期发现，大部分患儿可能死于婴幼儿期或者终身残疾。因此，遗传代谢疾病的串联质谱筛查是十分重要的。

为什么要提倡母乳喂养？

母乳是上天赐予孩子最好的食物，它具有以下优点：

❶ 营养合理

母乳中蛋白质、脂肪、乳糖比例合适，易于消化吸收，能满足新生儿生长发育的需要。同时，母乳含有生长因子、胃动素、消化酶等，后者可以促进胃肠道的发育，提高新生儿对母乳的消化吸收。

❷ 免疫保护

母乳中含有多种免疫物质可以增强新生儿的抵抗力，降低腹泻与呼吸道感染概率。

❸ 增进母子感情

母乳喂养使得母亲与新生儿亲密接触，拥抱使得新生儿获得极大的安全感和情感满足，对新生儿良好的心理发展作用巨大。

❹ 促进产后母体恢复

❺ 降低儿童成年后代谢疾病的发生风险

比如肥胖、高血压、高血脂、糖尿病、冠心病等。

❻ 母乳经济方便

母乳卫生，温度适宜，随时可以喂养。所以，世界卫生组织制定的《婴幼儿喂养全球战略》提倡：产后及时开奶，长达6个月的纯母乳喂养是婴儿喂养的最佳方式，坚持母乳喂养至2岁或更久，同时确保引入安全充分的补充食物。

囟门过小有危害吗？

　　小儿囟门是指新生儿出生时颅骨骨缝之间结合部形成较大的腔隙，分为前囟和后囟。前囟在新生儿出生时的长度约为1~2厘米，在1~1.5岁闭合。后囟在新生儿出生时就很小或者已经闭合，最晚6~8周也闭合了。临床上前囟比较重要，前囟小且关闭早并且头围增长缓慢、运动发育落后等提示脑发育不良。前囟鼓起提示有颅内压增高的可能，为异常表现。但是前囟闭合时间个体差异较大，也有最早3个月最晚3岁闭合的（比较少见），应结合儿童生长发育水平进行判断。如果家长觉得可疑，应尽早找医生就诊。

囟门过大有危害吗？

　　囟门过大是否有危害同样需要结合发育水平进行判断。如果出生时囟门就很大，但随着年龄的增长在逐渐缩小，并且智力发育水平以及头围增长速度与年龄相当，排除甲状腺功能异常以及骨代谢异常等其他疾病，暂时不需要处理。

什么时候开奶、断奶好？

新生儿出生后第一次吸吮的时间对成功建立起母乳喂养非常关键。尽早开始第一次吸吮，也就是早开奶（产后15分钟~2小时）。出生时新生儿的动物本能使得其可以很快找到乳头进行吸吮，对于母亲乳汁的分泌及新生儿生理性黄疸的消退都有好处。

对于断奶时间，按照世界卫生组织制定的《婴幼儿喂养全球战略》提倡：6个月的纯母乳喂养，坚持母乳喂养至2岁或更久，同时确保引入安全充分的补充食物。所以母亲应根据自身情况，尽可能按照世界卫生组织喂养建议，坚持母乳喂养至2岁，对新生儿的生长、智力发育、情绪情感发育都有莫大的作用。

早产儿需要添加母乳强化剂吗?

因为各种病因导致早产儿体重追赶不良，在出院后需要强化喂养。母乳喂养的早产儿需要添加母乳强化剂，按照固定配比，增加母乳中蛋白质及能量。配方奶粉喂养的早产儿可以使用早产儿出院后的配方奶粉（不同于住院期的配方奶粉），它比通常婴幼儿奶粉单位体积的蛋白质及能量更高，能促进早产儿追赶生长。

如何提高母乳的质和量？

产后如果有充足而优质的乳汁喂养婴儿，对促进婴儿生长发育十分有利。为了提高母乳的质和量，哺乳的母亲应做到以下几点：

❶ 提高蛋白质的摄入

产后两周内，健康母亲每天要分泌400~500毫升的乳汁，到4~6个月时逐渐增加到每天800~1000毫升，7个月时可到1200毫升，9个月后乳汁逐渐减少。每天分泌这么多乳汁的营养成分主要来自母亲的饮食，如果哺乳的母亲饮食中的蛋白质含量不足，乳汁分泌量就会减少，进而导致体内的蛋白质不断消耗，这对母子的健康都不利。所以，哺乳的母亲应适量多吃鸡蛋、瘦肉、豆制品、海产品等蛋白质含量丰富的食物。

❷ 提高脂肪的摄入

脂肪对婴儿的中枢神经系统发育非常重要，能促进脂溶性维生素的吸收，并可以促进乳汁的分泌。所以，哺乳的母亲应该注意动物性及植物性脂肪的合理搭配摄入。

❸ 补充钙等营养元素

哺乳的母亲每天因分泌乳汁要损失300毫克左右的钙。如果饮食中钙摄入不足，不仅会影响婴儿钙的摄入，母亲还可能会发生骨质软化。许多女性日后常有腰酸背痛的症状，多半与喂奶期间丧失的钙质过多有关。所以，哺乳的母亲要多吃鱼、肉、骨头汤、豆制品、海产品，还可以口服钙片及维生素D，因为单靠食物补充钙质，有时还不能满足需要。乳汁的主要成分是水，水分不足则奶量减少，因此哺乳的母亲除必要的饮水外，进餐时要多喝汤汁，如鱼汤、排骨汤、蛋汤等，这样既补充了水分，也补充了其他营养物质。另外，还要多食新鲜水果和蔬菜。

❹ 规律作息，调节情绪

乳汁的分泌还要靠神经系统的调节。因此，哺乳的母亲应注意保持情绪良好、生活规律、睡眠充足，这样可增加乳汁的分泌。忧虑、焦躁、恐惧等不良情绪会减少乳汁的分泌。

❺ 乳房要勤吸吮

吸吮是一种良性刺激，可反射性引起乳汁分泌，一般让婴儿吃空一侧乳房的乳汁再吃另一侧乳房的乳汁，当乳汁被吸空后，有利于乳汁的再分泌。如果遇到乳汁分泌不足，哺乳的母亲应该查找原因，在医生的指导下改进喂养方法，树立信心，坚持给婴儿喂奶，不要轻易用代乳品代替母乳。

婴儿频繁吐奶怎么办？

　　首先要看是生理性还是病理性吐奶。生理性吐奶又称溢奶，一般在婴儿期间会出现，不影响生长发育，婴儿精神状态好。如果婴儿精神状态不好，则考虑是否是病理性吐奶。常见的病理性吐奶有以下几个原因：

　　（1）消化道畸形，包括食道闭锁、幽门肥厚性狭窄、肠道闭锁。

　　（2）幽门功能性痉挛，表现为吃奶后喷射状呕吐，常有乳汁和乳凝块。

　　（3）感染性疾病，包括消化道感染、中枢神经系统感染等。如果不能判断，请尽早去专科医院诊治。

母亲生病还能喂奶吗？

以母乳来喂养婴儿，是很多母亲的选择。当然，在母亲生病的情况下能否哺乳，还要根据病情而定。

如果母亲患有活动性肺结核、病毒性肝炎等传染性疾病，以及心脏病、肾脏病、恶性肿瘤、精神病、糖尿病等严重疾病，则应停止母乳喂养，否则对母子健康都不利。

患急性疾病如急性胃肠炎或急性传染病的母亲，待疾病痊愈或传染病过了隔离期后可继续哺乳。

母亲患感冒时，只要注意呼吸道隔离，喂奶时戴口罩，就不必停止喂奶。

月经从来都不是断奶的理由。因经期内乳汁量减少或因蛋白质稍增高而引起婴儿消化不良，这种情况是暂时的，母亲可以继续哺乳。

人工喂养应该注意哪些问题？

　　有些妈妈因为特殊的原因不能正常哺乳，有些遗憾。但是随着现代科技的发展，已经可以给婴儿提供最接近母乳的食物——配方奶粉，人工喂养时应注意选择适合婴儿的配方奶粉，按照说明，正确地冲调奶粉，不要过浓也不要过稀，一般按照婴儿的需求喂养，如果婴儿身长、体重增长良好，证明人工喂养得当。

婴儿打嗝需要处理吗？

　　打嗝是一种常见现象，尤其常见于小婴儿。膈肌是横在胸腔与腹腔之间的一块很薄的肌肉，如果受到刺激，比如吸入冷空气或者进食过快，膈肌就会突然收缩，从而吸气，声门紧闭，发出"咯"的声音。随着婴儿年龄的增长，婴儿会逐渐减少打嗝次数。因此，家长不必紧张，可以抱起婴儿轻拍他的背部，或喝些温开水即可。

新生儿每天大便几次是正常的?

观察新生儿的大便不仅可以了解宝宝的消化情况，还能及时发现一些异常问题。因此，年轻的爸爸妈妈们必须学会观察新生儿的大便。

新生儿出生后1~2天内排出的是墨绿色、黏稠无臭味的粪便，医学上称为"胎便"。开始吃奶后，大便的颜色逐渐变淡，由浅棕色过渡到黄色。母乳喂养儿为金黄色的黏糊便，常有酸味，不很臭，次数较多，每日2~5次。配方奶喂养儿为浅黄色的软便，有臭气，次数较少，每日1~2次。如果大便带有腐败的臭味，多为蛋白质消化不良。如果大便为深棕色，多泡沫，水样或糊状，且有酸味，多为碳水化合物消化不良。如果大便为淡黄色，液体量多，有发亮的脂肪，尿布上有油腻且不易洗掉，多为脂肪消化不良。母乳不足或饥饿的新生儿大便粪质少，黏液多，呈深绿色。新生儿腹部受凉，可使肠蠕动增加，粪便呈淡黄色稀糊状，不带黏液。新生儿肠道外感染，如患上呼吸道感染、肺炎、败血症等疾病，也可使大便的次数增加。如果大便呈水样便、粪水分开，或黏液便、脓血便，同时伴有呕吐、发热、脱水等症状，多为肠炎。如果大便颜色为"陶土色"，多为胆道闭锁或婴儿肝炎综合征。如果大便颜色为"柏油样"，多为消化道出血。出现这些情况，应立即去医院诊治。

大便是绿色的正常吗？

　　新生儿大便的颜色多为黄色或者黄绿相间，但是可能会因为母乳或者配方奶粉喂养而有所不同。母乳喂养的新生儿大便颜色多为金黄色，配方奶粉喂养的新生儿大便颜色偏浅。新生儿最初1~2天排出深绿色黏稠的胎便，其后充足喂养，大便颜色转黄。有些深度水解或者氨基酸奶粉喂养儿的大便颜色为深绿色。病理情况下，有的消化不良或者急性腹泻的新生儿因为肠蠕动过快，大便的颜色也为绿色。有些服用铁剂的新生儿大便颜色也呈现绿色。如果大便颜色为绿色，并且大便性状较原来有更多的水，需要警惕感染性腹泻。

稀便是乳糖不耐受吗？

　　母乳喂养的新生儿，大便一般较为稀软，次数也较多，每天4~6次，甚至7~8次。配方奶粉喂养的新生儿，每天大便1~2次，质地较硬，有臭味。如果近期大便性状改变，稀水样，注意是否有细菌或病毒感染，损伤肠黏膜上皮，造成乳糖不耐受。如果新生儿大便次数不多且不影响生长发育，一般无须特殊治疗；如果腹泻次数多且体重增加缓慢，可换用无乳糖配方奶。

大便有血丝是怎么回事?

发现新生儿大便有血丝，需要及时化验大便。如果反复出现血丝，须警惕其是否对牛奶蛋白过敏，或者是其他肠道疾病（感染或者畸形，占位）等。母乳喂养的新生儿大便出现血丝，应排除致过敏食物，母亲不能吃生冷、辛辣以及富含刺激性食物，必要时可以在医生的指导下口服一些益生菌。

新生儿每天小便几次是正常的？

　　新生儿小便每天6~8次是正常的，但是因为比较难以观察，所以确切的次数较难统计。家长可以根据换尿片频次，每片尿片的重量比对，大致估算排尿的次数。

鼻痂如何处理?

　　新生儿因为鼻腔较窄，吐奶或者一些分泌物会在鼻腔结痂影响呼吸，在吃奶时表现尤其明显。这时可以室内加湿，或者在新生儿鼻腔滴几滴生理盐水，就能通过打喷嚏自行打出来。

新生儿哭闹是腹部胀气吗？
需要处理吗？

　　啼哭是新生儿特殊的要求和反应。正常新生儿出生后5秒钟就会啼哭，以后每天都要哭几阵来调节乏味的吃吃睡睡的生活。这时的哭声清脆、响亮而有节奏，可以加深呼吸，使肺泡充分扩张，可作为一种全身性运动。

　　大多数新生儿的哭声是表示新生儿在请求别人的帮助。饥饿时啼哭，吃奶后就会安静下来。尿布湿了，衣服不平整，突然的冷热刺激，衣被过紧等均可引起啼哭，得到帮助感到舒适后自然就不哭了。有时换了尿布，喂了奶，新生儿还是哭闹不止。遇到这种情况，首先要注意新生儿啼哭的感情变化。如果哭声正常，可能是新生儿感情需要，希望得到安慰，可以抱抱他，使他情绪稳定。被抱的新生儿感情得到满足，身心得到安

43

慰，也会对生长发育有利。

新生儿患病时也会啼哭。若哭声细弱无力，断断续续，常常是病重的表现。若哭声为尖叫或惊叫，并伴有四肢抽动，提示脑部发育可能有异常，应该及时就医。若哭声短促紧迫，伴有唇周发绀，呼吸急促，多为肺部疾病。若哭时嘴唇青紫色加重，多为心脏疾病。如果一碰就哭，搬动、洗澡时哭声加剧，要当心有无骨折或脱臼。如果新生儿哭闹不止，要注意打开尿布看看他的生殖器两侧以及脐部有没有疝气。如果伴有腹胀、呕吐等情况，还可能是肠绞痛、肠套叠、肠梗阻等。

新生儿啼哭是一种语言表达方式，大人一定要学会辨别其哭声，仔细观察其表现，用心找出哭闹的原因，使新生儿健康成长。

肚脐突出是异常吗？需要处理吗？

　　有些新生儿出生后不久即可见到脐部有鼓起的圆形小肿块，小的像樱桃，大的像核桃，安静或躺着时小肿块可消失。坐着、立着、咳嗽、哭闹时小肿块又会鼓起来，有时可鼓得很大。若用手轻轻一压就能压回去，同时还可听到"咕嘟"的声响，感到有一股气从小肿块里挤回肚子里去，这就是脐疝。有时新生儿哭闹不安，解开衣服看到脐疝突了出来，家长就以为是脐疝引起的哭闹。其实患脐疝的新生儿一般并无痛苦，个别可因局部膨胀而有不适感。很少有新生儿因为肿块过度膨胀而出现腹痛、呕吐等嵌闭症状。

　　发生脐疝的主要原因是，新生儿时期腹肌相对没有肠道肌肉发育得好，所以新生儿的肚子老是鼓鼓的。尤其是由于脐孔两边的腹直肌还没有相互合拢，脐孔只有一层薄弱的瘢痕性皮肤覆盖，当腹部压力增高时，腹腔内的肠管就从脐孔内顶出形成脐疝。随着年龄的增长，腹肌逐渐发达，一般在1~2岁，迟者在3~4岁，疝孔可逐渐缩小到闭合。

新生儿期的脐疝不必处理，但与脐部接触的内衣要柔软。用钱币压迫来治疗脐疝是毫无意义的，反而有可能损害脐部的皮肤。用胶布粘贴牵拉也会引起皮肤水泡或破损，是不可取的。一般可等待脐疝自愈，很少有小儿2岁以后脐疝还很大的情况。无希望自愈的则需要手术治疗，手术治疗简单且效果好。

新生儿的睡眠特点是什么？

　　人的正常睡眠有两种状态。第一种是眼球的快速眼动睡眠（REM），其生理特点是全身肌肉松弛，心率和呼吸加快，躯体活动较多，醒后可有做梦的回忆。第二种是眼球的非快速眼动睡眠（NREM），心率和呼吸规则，身体运动少，为安静睡眠时期。

　　新生儿的眼球的快速眼动睡眠（REM）时间较长，每日为8~9小时，随着新生儿年龄的增长不断减少；而非快速眼动睡眠（NREM）分期不明显，2个月后才能分清。一般情况下，新生儿出生第一个月内每天睡眠时间为14~18小时，日间的睡眠时间为6~8小时，夜间的睡眠时间为10~11小时。睡眠时间比较个体化，有的新生儿虽然每天睡眠时间不足12小时，但是精神、饮食都比较好，体重增长也好，家长可不必过多担心。

新生儿总是屏气动作有问题吗？

　　新生儿经常屏气动作，睡眠不安稳，家长担心是不是哪里不舒服。这是因为新生儿腹壁肌肉较为薄弱，肠管较长，约为身长的8倍，频繁吸吮会导致大量的空气进入肠道，导致腹部膨胀。新生儿经常表现为扭动身体、屏气动作，这是一种运动方式。所以，家长在喂养时注意不要时间过长，喂养后要竖抱排气，吃饱两个小时可以在腹部沿顺时针方向按摩促进排气，也可以使用益生菌类药物促进肠道菌群正常化，减少肠气过多的情况。

婴儿湿疹需要处理吗?

　　婴儿湿疹大多与过敏有关，若得了湿疹，不要让婴儿用手抓患处，以免皮肤感染。患湿疹处不要用香皂洗，可以用婴儿润肤油涂抹。治疗湿疹包括治标和治本两种方法。如果有条件，最好能查到过敏原，去除过敏原，这样湿疹会减少，这是治本。如果确实查不到过敏原，就做一般处理，比如干性湿疹可以涂尿素维生素E霜，非常严重的需要用激素治疗，要在医生的指导下使用。如果湿疹已经破溃流水，可能并发感染，这时候需要尽快找医生处理。

眉毛处和头部有黄色痂皮需要去掉吗？

新生儿眉毛处及头皮总有油腻分泌物，医学上称为脂溢性皮炎，一般在出生数周或者数月后会逐渐消失，不会影响新生儿的生长发育，也不会影响新生儿的饮食和睡眠，但会有轻度痒感。护理上主要预防抓破引起的继发感染。如果油脂层过厚，可以用不含香精的婴儿油将油脂溶解后再用婴儿洗发液清洗头皮。如果伴有发红，必要时可以在医生的指导下使用激素类软膏。

婴儿可以用爽身粉吗?

　　婴儿一定要尽量少用爽身粉。爽身粉都是由细小的滑石粉颗粒组成，宝宝的肌肤特别娇嫩，这些微小的颗粒有时会对婴儿的肌肤造成摩擦，反而会使皮肤受损，出汗时还会堵塞毛孔，阻止汗液的排出。有些爽身粉可能还含有铅、石棉等成分，会刺激婴儿的肌肤。对女婴来说，要更加避免将爽身粉扑在婴儿的大腿内侧、外阴等部位，女婴生殖道短，扑粉的时候，细小的颗粒可能会进入腹腔，附着在输卵管的卵巢表面，对健康产生隐忧。

婴儿红屁股如何处理？

婴儿的臀部皮肤也很娇嫩，被大小便刺激后，容易引起红臀，如果大便污染尿道口，还会发生尿路感染，因此婴儿大小便后，要及时清洁臀部，更换尿布。

清洁方法

选一个专用洗屁股的盆，水温要适宜，一般在36~37摄氏度左右，用质地柔软的小毛巾清洗婴儿的屁股，每次洗后要将小毛巾搓洗干净，然后放在阳光下晾晒。如果小屁股上有粪渍，先用婴儿柔润湿巾擦干净，再用小毛巾从上向下洗。先洗尿道处，再洗肛门周围，防止肛门周围的细菌污染尿道口，这对女婴来说尤为重要，因为女性的尿道口离肛门较近，更容易感染。每次洗完小屁股，都要注意检查尿道口、会阴部和肛门周围，再薄薄地涂上一层婴儿护臀霜。

平时换尿布时，可先用柔软的湿巾清洁小屁股，然后再涂抹婴儿护臀霜，它能在皮肤上形成保护膜，有效地滋润婴儿娇嫩的皮肤。

新生儿洗澡有什么要求吗？

　　新生儿洗澡应注意室温要根据季节变化适当调整。水温以用手肘或手腕试水温度不感到烫为准。洗澡在两餐奶之间进行，先洗上半身，再清洗下半身，5~10分钟之内完成，不要时间过长。洗完后用75%酒精消毒脐带根部，并保持脐部干燥。

口腔有白斑是鹅口疮吗？
如何处理？

新生儿嘴里长白膜多见于鹅口疮,是白色念珠菌感染所致。患儿口腔黏膜可见白色斑点，以颊部黏膜多见，但齿龈、舌面、上腭都可受累，重者可蔓延到悬雍垂、扁桃体等，口腔黏膜较干、多有流涎。此时可用1.5％碳酸氢钠（小苏打）溶液清洁口腔；也可用制霉菌素溶液20毫升外涂（50万单位制霉菌素片1片加20毫升蒸馏水或鱼肝油），每日3～4次，直至痊愈后再治疗2～3天。母乳喂养的母亲乳头也应同时涂药。新生儿用过的食具必须单独消毒，再清洗，再煮沸消毒。不宜用粗布强行擦拭或挑刺口腔黏膜，以免局部损伤，加重感染。

新生儿面部发黄是异常吗？如何处理？

许多父母会为刚刚出生的宝宝面色"发黄"而紧张不已。其实，大多数新生儿的"黄"属于正常的生理现象，不必过分紧张。若新生儿的"黄"持续不退，则需要引起足够的重视。

一般来说，新生儿的黄疸分为生理性和病理性两种。也就是说，前者是正常的，只有后者才是异常的。

新生儿出生后2~3天，一些新生儿的皮肤会出现发黄的现象，到出生第7天时，发黄最为明显，这叫新生儿生理性黄疸。为什么新生儿会有黄疸现象呢？这是因为在胎儿期，胎儿靠胎盘供应血和氧气，但是体内为低氧环境，必须有更多的红细胞携带氧气供给胎儿，才能满足胎儿的需要。出生后，新生儿开始用自己的肺呼吸直接获得氧气，体内的低氧环境得到改变，红细胞的需求量减少，于是大量的红细胞被破坏，分解并产生成胆红素。这时新生儿的肝功能还不完善，酶系统发育也不成熟，不能把过多的胆红素处理后排出体外，只能将它堆积在血液中。这种胆红素像黄色的染料一样，随着血液的流动，把新生儿的皮肤和巩膜染成黄色，因此出现新生儿黄疸。

新生儿黄疸一般很轻微，如果新生儿的精神很好，吃奶也正常，那么这属于正常的生理现象，不需要治疗，一般历经8~10天就会自行消退。

如果新生儿黄疸出现的时间早，在生理性黄疸减退后又重新出现，而且颜色加深，同时伴有其他症状，就可能是病理性黄疸。它的症状为皮肤发黄，眼球发黄，泪水和尿液有时也呈黄色，有时甚至出现新生儿精神倦怠、哭声无力、不吃奶等情况，这时应尽快去医院检查。

如何知晓婴儿是否对配方奶粉过敏?

婴儿喝了配方奶后，出现便秘或者腹泻，甚至大便带血丝，要警惕他是否对配方奶粉过敏。有些婴儿喝了配方奶后，口唇周围发红，或者全身出现不同程度的皮疹，轻者红斑伴脱屑，重者皮损破溃流水。有的婴儿虽然没有特殊的表现，但是其生长发育不良。有以上情况的一定要关注是否对配方奶粉过敏。确定是否对配方奶粉过敏最简单的方法是到医院做过敏原测试。目前测试的方法有皮肤点刺和抽静脉血体外测试两种，也可在家中做食物回避试验。尝试停用配方奶粉3天到一周，如果症状减少或者消失，那说明过敏的可能性大。其后再次喝配方奶，上述症状再次出现，即可以证实诊断。

婴儿对母乳过敏怎么办？

　　母乳是上天赐给婴儿的最佳食品，可以满足绝大部分婴儿的营养需求。但是有一些非常少见的婴儿，喂养母乳后会出现大便便血。如果有少量鲜血，可以查出过敏原，母亲在饮食中祛除过敏原就可以改善症状，即可以继续用母乳。如果便血较重，需要到医院查清病因，合理处理。

新生儿先天性肌性斜颈需要怎么处理？

出生后在新生儿颈部触及硬性包块，做B超显示胸锁乳突肌局部增厚，即可诊断为先天性肌性斜颈。如果发现包块，建议去医院处理。

处理方法

（1）按摩肿块，20~30下/次，2~3次/日。

（2）牵拉患侧。固定新生儿患侧肩部，下颌转向患侧，再将头推向健侧，牵拉病变肌肉，每次50下，每天3次，坚持半年。

（3）局部热敷理疗。

新生儿小腿弯曲是异常吗?

新生儿出生时小腿是弯曲的，这是在宫腔受限的生长环境中形成的一种适应性变化，不是异常现象，在新生儿的生长过程中会逐渐发生变化，新生儿在逐渐会行走以后将适应新的受力方式，下肢逐渐变直。

腿纹不对称是有问题吗？

　　部分婴儿腿纹不对称。这种情况要排除是否存在髋关节脱位。6个月内的婴儿可以做B超，6个月以上的婴儿可以做X线确诊。如果双下肢对称，并且会阴部没有明显的增宽或者双侧不对称，就无须担心。

男婴双侧阴囊不一样大有问题吗？

男婴双侧阴囊不一样大，要警惕以下几种可能：

（1）睾丸鞘膜积液或者精索鞘膜积液，一般不需要处理，1岁以内会逐渐自行消失。

（2）先天性腹股沟斜疝。

（3）其他良性或恶性占位。

这些都需要去医院做B超确诊，并进行治疗。